Sheikh Bilal Badar
Muhammad Hasan Hameed
Robia Ghafoor

Capacidades de modelação dos sistemas rotativos One Shape e ProTaper

Sheikh Bilal Badar
Muhammad Hasan Hameed
Robia Ghafoor

Capacidades de modelação dos sistemas rotativos One Shape e ProTaper

Com base na investigação atual

ScienciaScripts

Imprint

Any brand names and product names mentioned in this book are subject to trademark, brand or patent protection and are trademarks or registered trademarks of their respective holders. The use of brand names, product names, common names, trade names, product descriptions etc. even without a particular marking in this work is in no way to be construed to mean that such names may be regarded as unrestricted in respect of trademark and brand protection legislation and could thus be used by anyone.

Cover image: www.ingimage.com

This book is a translation from the original published under ISBN 978-620-2-31776-4.

Publisher:
Sciencia Scripts
is a trademark of
Dodo Books Indian Ocean Ltd. and OmniScriptum S.R.L publishing group

120 High Road, East Finchley, London, N2 9ED, United Kingdom
Str. Armeneasca 28/1, office 1, Chisinau MD-2012, Republic of Moldova, Europe
Printed at: see last page
ISBN: 978-620-8-01931-0

Conteúdo

CAPÍTULO 1	**3**
CAPÍTULO 2	**5**
CAPÍTULO 3	**16**
CAPÍTULO 4	**18**
CAPÍTULO 5	**24**
CAPÍTULO 6	**31**
CAPÍTULO 7	**35**

Abreviaturas

SEM	Scanning electron microscope
NiTi	Nickel Titanium
CM	Controlled memory
SAF	Self Adjusting File
ProTaper Next	PTN
T	Transportation
WHO	World Health Organization
EDTA	Ethylene Diamine Tetra Acetic acid

CAPÍTULO 1

Resumo:

Introdução:

A moldagem e a limpeza são os passos cruciais para o sucesso de qualquer tratamento endodôntico e requerem a utilização de limas endodônticas. Foram efectuados vários avanços para melhorar as propriedades destas limas e reduzir os erros de procedimento. As limas One Shape e ProTaper next foram introduzidas como parte destas modificações.

Objetivo:

- Comparar a diferença no ângulo de curvatura do canal no bloco de resina após a utilização dos sistemas rotativos One Shape e ProTaper
- Comparar as alterações da largura do canal no bloco de resina após a utilização dos sistemas rotativos One Shape e ProTaper

Materiais e métodos:

Foi efectuado um estudo experimental in-vitro nas clínicas dentárias da AKUH durante um período de três meses. Um total de 60 blocos de resina foram avaliados utilizando uma amostragem consecutiva não probabilística. Os blocos de resina foram divididos em dois grupos iguais. Num grupo foi utilizada uma lima rotativa One Shape e no segundo grupo foi utilizada a lima rotativa ProTaper Next. Ambos os grupos foram avaliados antes e depois da instrumentação relativamente ao ângulo de curvatura (utilizando o método de Schneider) e às alterações na largura do canal. Os dados foram analisados utilizando o SPSS versão 22. Foi utilizado o teste t de amostras independentes para comparar as alterações do ângulo de curvatura e da largura do canal após a utilização das limas rotativas One Shape e ProTaper Next. O teste t de amostras emparelhadas foi utilizado para comparar as alterações pré e pós-instrumentação nos blocos de resina.

Resultados:

Houve uma diferença estatisticamente significativa entre as limas One Shape e ProTaper Next (p-valor <0,001) na alteração da curvatura do canal. A ProTaper Next causou mais alterações na curvatura do canal em comparação com a One Shape. Além disso, houve uma diferença estatisticamente significativa nas alterações da largura do canal entre as limas rotativas One Shape e ProTaper Next (p-valor <0,01). As limas One Shape removeram mais material do canal da parte apical, média e coronal do canal simulado em comparação com a lima ProTaper Next.

Conclusões:

A lima ProTaper Next demonstrou uma alteração significativamente maior do ângulo de curvatura no bloco de resina em comparação com a lima One Shape. A quantidade de material removido do espaço do canal foi significativamente elevada com a lima One Shape em comparação com a ProTaper Next na parte apical, média e coronal.

Palavras-chave:

One Shape; ProTaper Next; Ângulo de curvatura; Alterações da largura do canal; Bloco de resina

CAPÍTULO 2

Título:

Análise comparativa das capacidades de modelação dos sistemas rotativos One Shape e ProTaper

Introdução:

O tratamento do canal radicular é realizado em casos de dentes gravemente doentes que foram considerados para extração no passado. O principal objetivo deste procedimento é preservar e manter o dente, eliminando as infecções dentárias e prevenindo a reinfeção.[1] Este procedimento envolve a remoção da polpa infetada juntamente com a desinfeção da cavidade pulpar. Isto também requer a remoção da dentina da raiz infetada, proporcionando assim um substrato para o medicamento intra-canal e os irrigantes endodônticos. Uma vez desinfectada toda a cavidade pulpar, todo o sistema de canais radiculares é preenchido com materiais de obturação adequados.[1]

A limpeza e a moldagem são uma fase fundamental do tratamento endodôntico e, quando efectuadas corretamente, são um indicador de sucesso.[2] Schilder acentuou a necessidade de uma limpeza completa do sistema de canais radiculares e definiu cinco objectivos de conceção e quatro objectivos biológicos.[3]

Objectivos da conceção:

I.   Funil de afunilamento contínuo desde o ápice até à cavidade de acesso.

II.   O diâmetro da secção transversal deve ser mais estreito em todos os pontos apicalmente.

III.   A preparação do canal radicular deve seguir a forma do canal original.

IV.   O forame apical deve permanecer na sua posição original.

V.   A abertura apical deve ser mantida tão pequena quanto possível.

Objectivos biológicos:

I.   Confinamento da instrumentação às próprias raízes.

II.   Ausência de detritos necróticos para além do forame.

III.   Remoção de todo o tecido do espaço do canal radicular.

IV.   Criação de espaço suficiente para os medicamentos intra-canais.

Existem vários factores que influenciam esta etapa crucial e colocam desafios à sua conclusão adequada.[4] Os factores que influenciam o resultado da moldagem incluem a anatomia pré-operatória dos canais radiculares e o desenho do instrumento utilizado durante o procedimento. Existem também factores menos importantes, incluindo a velocidade de rotação, a sequência específica de instrumentos e, sobretudo, a experiência do operador.[4]

A presença de irregularidades e aberrações no sistema de canais radiculares são achados comuns que levam a dificuldades na desinfeção adequada.[5] As aberrações incluem a presença de canais acessórios, barbatanas, istmos, bifurcações, trifurcações, alterações abruptas na curvatura do canal, etc.[6, 7]

Estas irregularidades podem tornar claro que todos os agentes patogénicos não podem ser removidos do sistema de canais radiculares e, de facto, é também evidente que uma grande parte do canal permaneceu intacta com a utilização de instrumentos endodônticos.[8-10]

Outro fator que tem um efeito decisivo no sucesso da terapia endodôntica é a presença de erros iatrogénicos. As propriedades inerentes aos instrumentos endodônticos podem levar à formação de zíperes e cotovelos, bem como a outros resultados do preparo, incluindo perfurações, saliências ou afinamento excessivo da parede do canal.[1] Todos estes danos iatrogénicos mencionados têm em comum a possibilidade de transporte do canal, que é definido e calculado de várias formas.[4, 10-14] Verificou-se que os erros de procedimento impedem o tratamento endodôntico e podem levar ao fracasso do tratamento, dependendo da condição pré-operatória do dente.[15]

Foram efectuados vários avanços tecnológicos para minimizar o erro processual e proporcionar um tratamento eficaz e previsível.[16-18] Estes incluem a incorporação das tecnologias M-Wire, R-phase e fio de memória controlada para otimizar a subestrutura das ligas de NiTi.[19-21] Além disso, foram utilizados diferentes designs de secções transversais e novos processos de fabrico para reduzir a fadiga cíclica e as tensões de torção.[22-24]

Revisão da literatura:

O sucesso do tratamento endodôntico é determinado por um diagnóstico pré-operatório preciso e por uma limpeza e modelação adequadas. Infelizmente, esta última nem sempre é possível devido à complexidade do sistema de canais radiculares.[25] A primeira tentativa documentada de desenvolvimento e utilização de um instrumento endodôntico remonta a 1834, fabricado por Edwin Maynard.[26] Depois de modificar um fio redondo em pequenas agulhas, extirpou o tecido pulpar.[26, 27] A broca Gates Glidden e as limas K foram introduzidas na endodontia em 1885 e 1915, respetivamente. A descrição inicial dos dispositivos rotativos foi feita por Oltramare, que descreveu a utilização de agulhas finas em peças de mão dentárias para a extirpação do tecido pulpar.[1]

Os instrumentos dentários do tipo K foram dados a conhecer à medicina dentária pela Kerr Corporation e foram patenteados em 1915.[25] Até 1960, todos os instrumentos para canais radiculares eram fabricados em aço-carbono. No entanto, atualmente as ligas de aço inoxidável ultrapassaram as anteriores devido à sua capacidade de esterilização sem quaisquer efeitos prejudiciais.[25, 28] Depois disso, foram incorporadas várias alterações, incluindo o desenho da secção transversal, numa tentativa de tornar as limas mais receptivas e menos prejudiciais.[25, 29]

O maior avanço que teve grande impacto no campo da endodontia ocorreu devido à incorporação de limas de NiTi por Walia et al. que fabricaram uma lima intracanal após a utilização de fio ortodôntico de NiTi.[30]

Níquel-titânio:

O nicotinio-titânio foi desenvolvido por Buehler et al no Naval Ordnance Laboratory, denominando esta liga de NiTiNOL.[31] A liga utilizada em endodontia contém 55% em peso de Ni e 45% em peso de Ti, designando-se esta liga como 55 NiTiNOL. As ligas de NiTi são inerentemente mais macias do que o aço inoxidável e têm um baixo módulo de elasticidade, mas com maior resistência e mais resiliência com memória de forma e super elasticidade.[32] Estas propriedades resultaram no seu elevado sucesso em endodontia e noutros campos da medicina dentária.

O comportamento mecânico da liga de NiTi é determinado pelas proporções relativas e pelas caraterísticas das fases microestruturais. As ligas de NiTi contêm três fases microestruturais, incluindo austenite, martensite e fase R. O carácter e a proporção relativa destas fases determinam as propriedades mecânicas do metal. O carácter e a proporção relativa destas fases determinam as propriedades mecânicas do metal.[18] As tensões externas transformam a forma cristalina austenítica do NiTi numa estrutura cristalina martensítica que pode acomodar uma maior tensão sem aumentar a deformação. Esta propriedade invulgar é o resultado da transformação martensítica induzida por tensão. Quando o material está na sua forma martensítica, é macio e dúctil e pode ser facilmente transformado, enquanto o NiTi austenítico é bastante forte e duro.[18]

A superelasticidade ocorre em associação com uma transformação de fase reversível entre austenite e martensite. As propriedades mecânicas e o comportamento do NiTi são influenciados de forma crítica pelas temperaturas de transformação, alteração da composição, impurezas e tratamentos térmicos durante o processo de fabrico. Isto leva a uma revolução no fabrico dos mais recentes instrumentos endodônticos.

A memória de forma do NiTi pode existir em duas estruturas cristalinas diferentes, dependentes da temperatura, denominadas martensite (baixa temperatura) e austenite (alta temperatura). Quando a martensite NiTi é aquecida, começa a transformar-se em austenite. A temperatura a que este fenómeno começa é designada por temperatura de acabamento da austenite, o que significa que a esta temperatura ou acima dela o material completará a sua transformação de memória de forma e apresentará a sua caraterística superelástica. Quando a austenite NiTi é arrefecida, começa a transformar-se em martensite. A temperatura a que este fenómeno se inicia é designada por temperatura de início da transformação da martensite. A temperatura na qual a martensita é completamente revertida é chamada de temperatura final da transformação da martensita.[33] A temperatura de acabamento da austenite para a maioria das limas NiTi convencionais é igual ou inferior à temperatura ambiente, enquanto que para as novas limas de memória controlada é claramente superior à temperatura corporal. Como resultado, as limas de NiTi convencionais estão na fase de austenite durante a utilização clínica, enquanto as limas de memória controlada estão principalmente na fase de martensite.[4]

O M-Wire foi introduzido pela Dentsply Tulsa Dental Specialties em 2007. Foi produzido através da aplicação de uma série de tratamentos térmicos ao fio NiTi. A outra modificação é a introdução da tecnologia de fase R. A fase R é a fase intermédia com uma estrutura romboédrica que se pode formar durante a transformação de martensite em austenite durante o aquecimento e vice-versa no arrefecimento. Ocorre numa gama de temperaturas muito estreita. A inovação digna de nota é a tecnologia de fio CM (memória controlada). Esta leva ao fabrico de limas extremamente flexíveis que não têm memória de forma como as outras limas de NiTi.[18]

Gerações de limas rotativas endodônticas:

A classificação das limas endodônticas em função das propriedades mecânicas é a seguinte

Ficheiros de primeira geração:

A primeira geração de limas endodônticas tem terras radiais de corte passivo e conicidade fixa em todo o comprimento da sua lâmina. O Dr. John McSpadden foi o primeiro a introduzir o instrumento de NiTi com conicidade de 0,02 em 1992. A seguir, em 1994, o Dr. Johnson desenvolveu um conjunto de limas que eram conhecidas como série Profile tapered.[34] Estas limas tinham uma forma de secção transversal com ranhuras em forma de U com um espaço não retificado entre as ranhuras, proporcionando assim a área radial (Figura 1). Esta é a caraterística de design mais importante que ajudou a lima a permanecer centrada na curvatura do canal durante a utilização.[34] Esta área impede ainda que a lima bloqueie a dentina durante o corte através de uma ação passiva.

A este grupo juntaram-se mais tarde as limas Lightspeed, concebidas pelo Dr. Steve Senia e pelo Dr. Willian Wildey, e as limas Greater Taper, concebidas pelo Dr. Steve Buchanan.

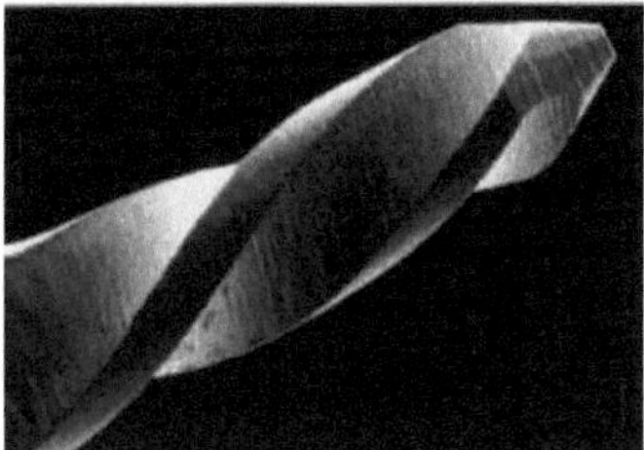

Figura 1. Imagem SEM de uma ProFile mostrando o terreno radial[34]

Ficheiros de segunda geração:

No final da década de 1990, a segunda geração de limas rotativas de NiTi chegou ao mercado. O principal avanço desta geração foi a incorporação de arestas de corte activas sem terras radiais e um menor número de instrumentos para realizar a preparação do canal (Figura 2). Esta geração de limas inclui as limas ProTaper (Dentsply Maillefer, Ballaigues, Suíça). Este sistema rotativo ProTaper Universal consiste em instrumentos peculiares de moldagem e acabamento. Os instrumentos S1 e S2 têm diâmetros D0 de 0,17 mm e 0,20 mm. Têm uma conicidade progressivamente crescente ao longo do comprimento das suas lâminas de corte. O design único permite que cada instrumento entre em contacto com uma área específica do canal de uma forma "crown down", concentrando-se nos terços coronais e médios do espaço do canal.[35] Para além disso, os instrumentos de acabamento apresentam uma conicidade decrescente ao longo do seu comprimento, com o foco da preparação no terço apical do espaço do canal. Os instrumentos F1, F2, F3, F4 e F5 têm diâmetros D_0 de 0,20, 0,25, 0,30, 0,40 e 0,50 mm, respetivamente. Uma das inovações mais importantes é a variação da conicidade dentro de uma lima. As outras inovações mais importantes incluem uma ponta guia modificada, diâmetros de ponta variáveis, nova secção transversal dos instrumentos, ângulo e passos helicoidais variáveis e um novo cabo mais curto da lima.[35]

Os outros sistemas de limas durante esse período de tempo incluem o Endosequence (Brassler USA) e o BioRaCe (FKG Dentaire).[36] Foi sugerido que o estado da superfície do instrumento de NiTi contribui para a resistência à fadiga. Foram tentadas várias técnicas, incluindo a implantação de iões e o electropolimento, para melhorar a eficiência de corte.[37, 38]

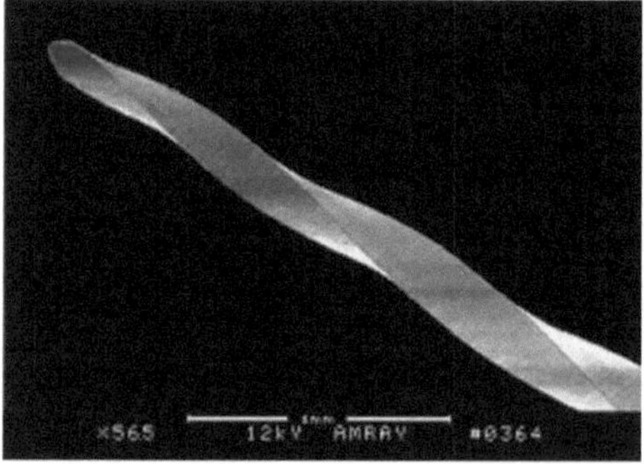

Figura 2. Imagem SEM demonstrando as lâminas de corte da lima ProTaper[35]

Terceira geração:

A marca registada das limas de moldagem de terceira geração é a melhoria da metalurgia do NiTi. O processamento térmico (tratamento térmico) é uma das abordagens fundamentais para ajustar as temperaturas de transição da liga de NiTi que, por sua vez, afecta a resistência à fadiga das limas de NiTi. Recentemente, foram introduzidas várias novas limas endodônticas de NiTi processadas termomecanicamente, tais como Hyflex CM

(Hyflex; Coltene Whaledent, Cuyahoga Falls, OH), K3XF (SynbroEndo, Orange, CA), Profile Vortex (Vortex), Vortex Blue (Dentsply Tulsa) e Twisted Files (TFs; SybronEndo).[17]

A M-Wire (SportsWire, Langley, OK) foi introduzida em 2007. O primeiro sistema rotativo endodôntico disponível no mercado que utilizou o novo material M-Wire NiTi foram as limas GT Series X. O fio CM (DS Dental, Johnson City, TN) é uma nova liga de NiTi introduzida em 2010. Os intrumentos Hyflex e Typhoon CM são feitos de fio CM.

Ficheiros de quarta geração:

O avanço importante nas limas de quarta geração é a utilização da reciprocidade, que é definida como qualquer movimento repetitivo para a frente e para trás ou para cima e para baixo. Atualmente, o M4 (SynbroEndo), o Endo-Express (Essential Dental Systems) e o Endo-Eze AET (Ultradent) são os sistemas rotativos que utilizam sistemas de reciprocidade. Inicialmente, todos os dispositivos alternativos utilizavam grandes ângulos de rotação no sentido dos ponteiros do relógio e no sentido contrário ao dos ponteiros do relógio (90 graus), no entanto, ao longo do tempo, atualmente, todos os motores alternativos utilizam pequenos ângulos destas rotações. Em 2011, tanto o WaveOne (Dentsply Tulsa Dental Specialties e Dentsply Maillefer) como o Reciproc (VDW) foram lançados como técnicas de moldagem de lima única. Ambas as limas eram compostas por M-Wire e funcionavam com movimento recíproco.[17]

A lima auto-ajustável (SAF; ReDent-Nova, Raanana, Israel) representa uma nova abordagem na conceção e modo de funcionamento da lima.[39] Esta lima é um dispositivo oco, concebido como um cilindro de paredes finas, com uma superfície ligeiramente abrasiva de uma delicada rede de NiTi. O sistema SAF utiliza um instrumento oco alternativo que permite a irrigação simultânea durante toda a preparação mecânica. Estas limas são capazes de se adaptar tridimensionalmente à forma do canal.[40]

Ficheiros de quinta geração:

As limas de quinta geração foram concebidas de modo a que o centro de massa ou o centro de rotação estejam deslocados. Assim, durante a rotação, o desenho deslocado produz uma onda de movimento que se desloca ao longo de todo o comprimento da lima. Este desenho deslocado também serve para minimizar o contacto entre as limas e a dentina.[41]

Os exemplos comerciais desta geração de limas incluem a Revo-S, a One Shape (Micro-

Mega, Besancon, França) e a ProTaper Next (PTN; Dentsply Tulsa Dental Specialties/ Dentsply Maillefer).

Lima rotativa Revo-S:

O sistema de instrumentos Revo-S NiTi (Micro-Mega, Besancon, França) inclui três instrumentos de moldagem: o instrumento de moldagem e limpeza número 1 (#25/0.06), o instrumento de limpeza e moldagem número 2 (#25/0.04) e o modelador universal (#25/0.06). A secção transversal assimétrica do Revo-S facilita a penetração através de um movimento "tipo serpente" e destina-se a diminuir a tensão de torção no instrumento (Figura 3). O fabricante afirma que esta sequência tem um ciclo de corte, eliminação de detritos e limpeza que optimiza a limpeza do canal radicular, melhorando a remoção ascendente dos detritos de dentina gerados.[42]

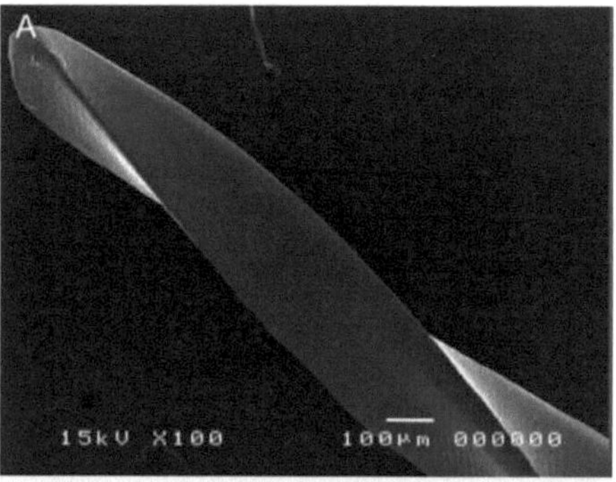
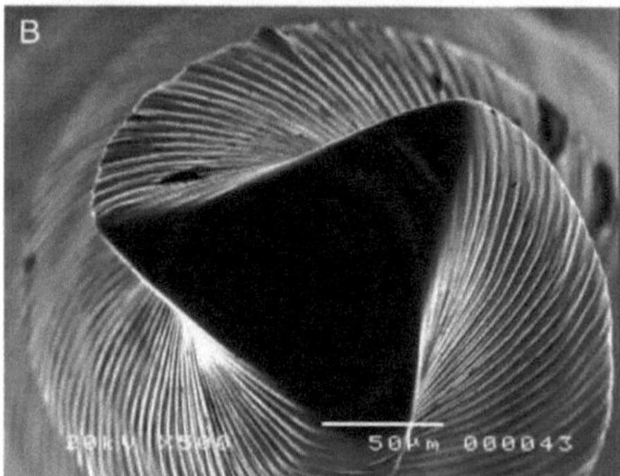

Figura 3: (A e B) Micrografias electrónicas de varrimento (100x e 500x) do instrumento Revo-S SU mostrando a secção transversal assimétrica[42]

Lima rotativa de uma forma:

A lima One Shape da Micro-Mega (Besoncon, França) é um dos poucos instrumentos de lima única de NiTi em rotação contínua para as preparações do canal radicular. Este sistema de lima é feito de liga NiTi convencional e consiste numa lima única com 0,25 mm de diâmetro de ponta e 6% de conicidade constante (Figura 4). O instrumento One Shape é caracterizado por uma secção transversal variável ao longo da lâmina, com uma secção transversal triangular na ponta e em forma de S duplo em todo o eixo.[43] Na região da ponta, a secção transversal representa três arestas de corte simétricas, enquanto no meio da peça de trabalho o desenho da secção transversal muda progressivamente de um desenho assimétrico de três arestas de corte para um desenho de duas arestas de corte (Figura 5). Além disso, os instrumentos One Shape têm um comprimento de passo variável ao longo da parte central da lâmina. Este desenho assimétrico destina-se, alegadamente, a eliminar o enroscamento e a fixação do instrumento em rotação contínua.[44] A lima também tem uma ponta não cortante (Figura 6). O fabricante recomendou uma velocidade de rotação de 400 rpm para a lima One Shape num motor de controlo de binário com um binário de 4 Ncm. Deve ser criado um trajeto de deslizamento até uma lima de tamanho 15 e deve ser alcançada a patência, após o que a lima One Shape é colocada sob rotação no canal e levada até ao comprimento de trabalho, executando o movimento de apanha sem qualquer pressão. Geralmente, o comprimento de trabalho pode ser alcançado numa e duas ou mais passagens, dependendo da curvatura e da complexidade da anatomia do canal. Além disso, o sistema de lima One Shape é um instrumento de utilização única ou de um único paciente, tal como recomendado pelo fabricante, pelo que a esterilização não constitui um problema.[45]

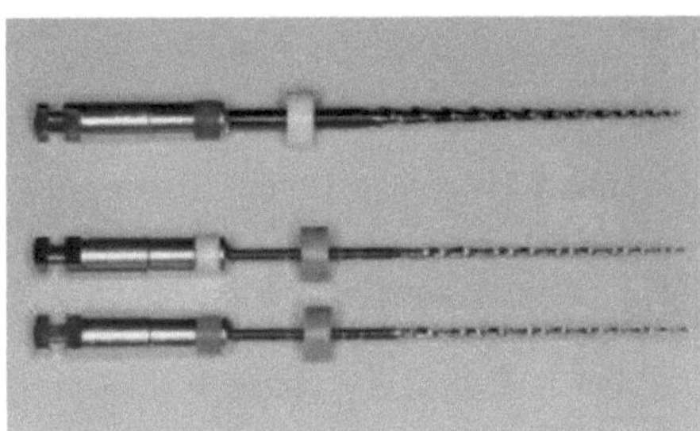

Figura 4. O sistema de ficheiros único One Shape no topo (Micro Mega, Besangon, França) e Glide path G-Files (G1 = tamanho 12 e G2 = tamanho 17, Micro Mega).[43]

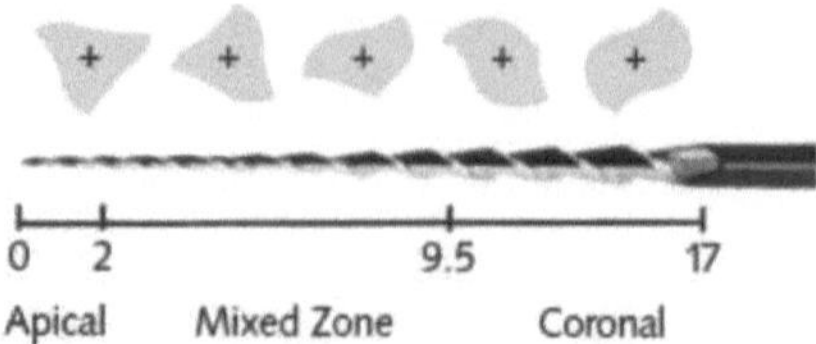

Figura 5: O desenho único da secção transversal da lima One Shape. Na parte apical existem três arestas de corte simétricas. No meio, o número diminui para duas arestas de corte simétricas; esta parte é assimétrica. Na parte coronal existem duas arestas de corte em forma de S[43]

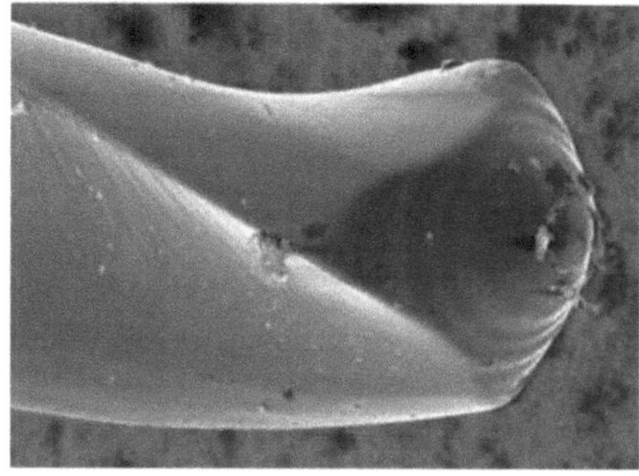

Figura 6: A ponta de segurança não cortante (tamanho 25) da lima One Shape. (SEM, ampliação 45x)[43]

Lima rotativa ProTaper Next:

O ProTaper Next é o sucessor do sistema ProTaper Universal. Estão disponíveis cinco limas ProTaper Next, com diferentes comprimentos, para modelar canais: X1 (17/0,04), X2 (25/0,06), X3 (30/0,07), X4 (40/0,06) e X5 (50/0,06). As conicidades mostradas acima indicam a conicidade da região da ponta de cada lima e não são fixas sobre a parte ativa de qualquer lima ProTaper Next. As limas X1 e X2 têm um desenho cónico de percentagem crescente e decrescente numa única lima; enquanto que as limas ProTaper Next X3, X4 e X5 têm um desenho cónico fixo de D1-D3, e depois um desenho cónico de percentagem decrescente sobre o resto das suas porções activas (Figura 7).[17] Estas limas são a combinação de três caraterísticas de design significativas que incluem a tecnologia M-Wire, design de secção transversal retangular deslocada (Figuras 8 e 9). Este desenho descentrado gera uma onda mecânica de movimento ao longo da parte ativa de uma lima. Este efeito de oscilação serve para reduzir o contacto entre a dentina e a lima, ao contrário de uma lima com massa de rotação centrada. Esta redução do contacto também limita qualquer efeito de parafuso indesejável, bloqueio do cone e binário em qualquer lima. Um desenho de lima descentrado também limita a probabilidade de compactar lateralmente os detritos e bloquear a anatomia do sistema de canais radiculares.[46]

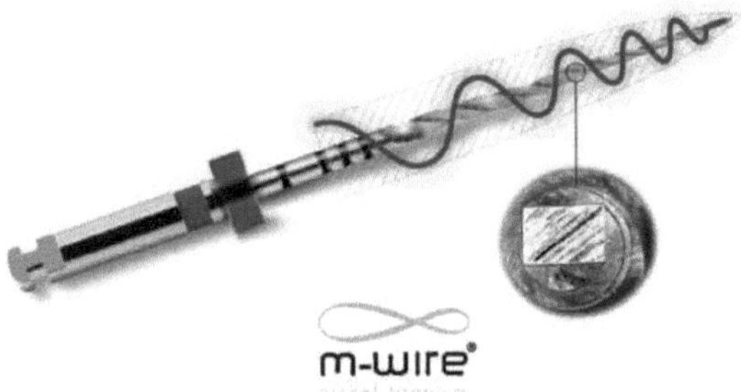

Figura 7: ProTaper Next[46]

Hipótese:

O sistema de lima rotativa One Shape mantém a curvatura do canal melhor do que o sistema de lima rotativa ProTaper

CAPÍTULO 3

Objectivos:

- Comparar a diferença no ângulo de curvatura do canal no bloco de resina após a utilização dos sistemas rotativos One Shape e ProTaper

- Comparar as alterações da largura do canal no bloco de resina após a utilização dos sistemas rotativos One Shape e ProTaper

- Comparar a capacidade de transporte e centragem do One Shape e do ProTaper rotativo num bloco de resina

Definição operacional:

Curvatura do canal: O ângulo de curvatura do canal é definido como o ângulo entre o eixo longo do canal e uma linha desde o ponto de curvatura inicial até ao forame apical.[47]

No nosso estudo, calculámos para ambos os sistemas de ficheiros após a preparação em blocos de resina, como se mostra na figura 10.

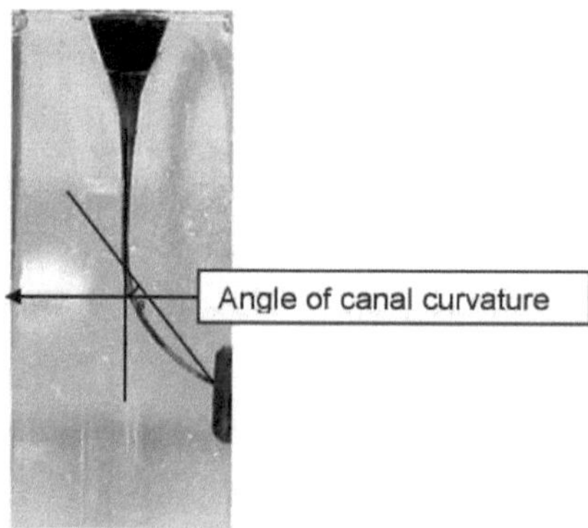

Figura 8: Representação do método de Schneider para medir o ângulo de curvatura do canal

Transporte:[14]

- Transporte = resina de curvatura interna removida - resina de curvatura externa removida
- Se T=0 significa que não há transporte
- T>0 significa que o transporte é efectuado na direção da curvatura interior
- T<0 significa que o transporte é efectuado na direção da curvatura exterior

Rácio de centragem: Medida da capacidade do instrumento para se manter centrado no canal.[14]

- Relação de centragem = resina interior removida/resina exterior removida (se exterior > interior)
- Relação de centragem = resina exterior removida/resina interior removida (se interior>exterior)

CAPÍTULO 4

Materiais e métodos:

Desenho do estudo:

Estudo experimental in-vitro

Definições:

Clínicas dentárias, Hospital Universitário Aga Khan, Carachi

Duração do estudo:

janeiro-março de 2018

Tamanho da amostra:

O tamanho da amostra é calculado através da calculadora do tamanho da amostra (determinação do tamanho da amostra em estudos de saúde, OMS). O estudo de Yun e Kim[48] referiu que o ângulo médio de curvatura do canal na lima ProTaper foi de 32,0+1,91, enquanto o ângulo de curvatura do canal observado na lima rotativa GT foi de 34,75+1,36. Mantendo a diferença acima referida ao nível de significância (a) a 1% e o poder do estudo (1-P) a 99%, precisamos de pelo menos 24 observações. Aumentámos o número para obter 30 observações por grupo.

Como temos dois grupos experimentais, precisamos de um total de 60 espécimes.

Técnica de amostragem:

Amostragem consecutiva não probabilística

Seleção de amostras:

Critérios de inclusão:

Bloco de resina de poliéster transparente com canal curvo simulado com um ângulo de curvatura entre 25 e 35 graus

Critérios de exclusão:

- Qualquer bloco de resina danificado
- Bloco de resina com curvatura inferior a 25 graus

- Bloco de resina com curvatura superior ou inferior a 35 graus

Recolha de dados:

Foi obtida a isenção do Comité de Revisão Ética Institucional para utilizar os blocos de resina no nosso estudo. Todos os procedimentos foram realizados pelo investigador principal (estagiário da FCPS), que recebeu formação para utilizar ambos os sistemas de limas de forma eficiente. Foram utilizados canais simulados feitos de resina de poliéster transparente para avaliar a alteração do ângulo de curvatura do canal após a instrumentação (Figura 11). Sessenta canais simulados em blocos de resina transparente foram divididos em dois grupos, trinta blocos em cada grupo (após a atribuição de um número de identificação a cada bloco). O comprimento de trabalho do canal será medido através da visualização direta dos canais utilizando uma lima ISO # 10 tamanho K. As fotografias pré-operatórias de cada bloco foram tiradas com a câmara DSLR Nikon D7000 depois de as preencher com tinta verde para melhorar o seu contorno (Figura 12). Para efeitos de padronização, todas as imagens foram tiradas à mesma distância do bloco de resina. Os grupos A e B foram preparados com o instrumento rotativo One Shape e o instrumento rotativo Pro Taper Next, respetivamente, com irrigação abundante com água. Foi utilizado creme com EDTA (RC prep) como lubrificante durante a instrumentação. Após a utilização de cada instrumento, os canais em bloco de resina foram lavados com 5 ml de água utilizando uma ponta de irrigação de plástico de calibre 27. A preparação foi concluída de acordo com as instruções do fabricante, utilizando um movimento suave para dentro e para fora. O grupo de ProTaper Next foi preparado até X2 no comprimento de trabalho.

Os canais em blocos de resina após a preparação foram preenchidos com tinta vermelha e azul para melhorar os seus contornos e para comparação das imagens pré e pós-operatórias dos canais preparados com o grupo A e o grupo B, respetivamente. Foram tiradas fotografias padronizadas juntamente com uma escala de medição de referência (Figura 13 e 14). Essas fotografias pré e pós-instrumentação foram então transferidas para o software de edição de fotos (Photoshop 7.0) para a coleta de dados (Figura 15).

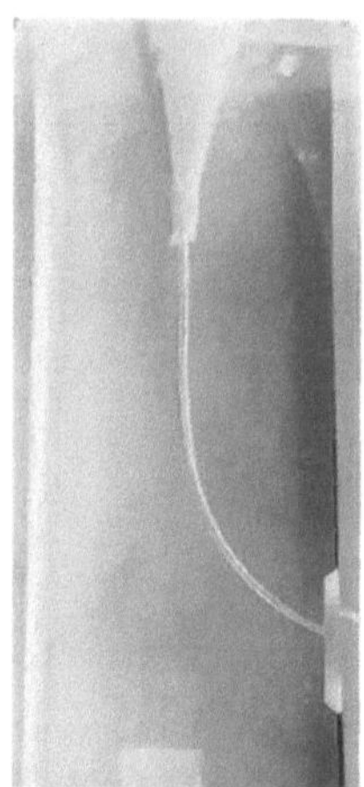

Figura 9: Bloco de resina com canais simulados

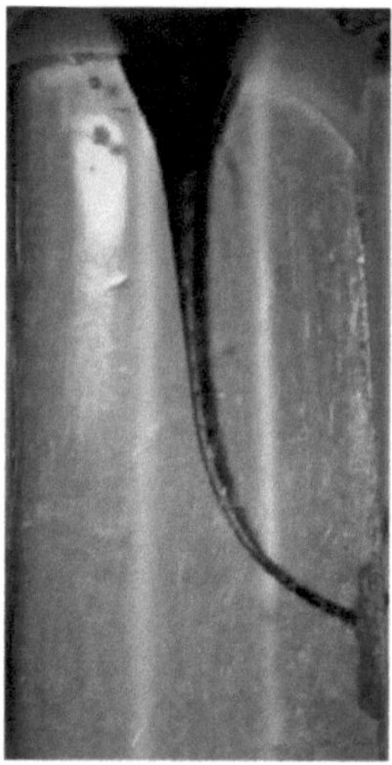

Figura 10: Bloco de resina pré-operatório preenchido com tinta verde

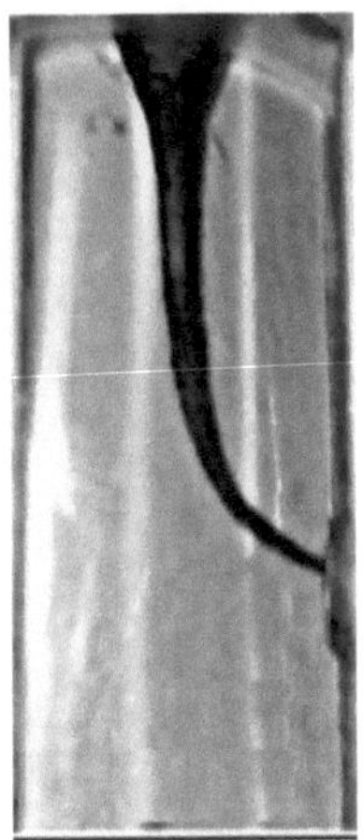

Figura 11:   Bloco de resina pós-operatório com tinta vermelha após a utilização da lima
One Shape

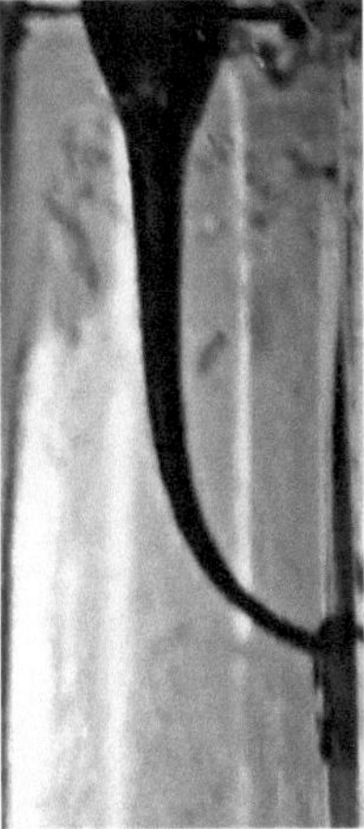

Figura 12:   Bloco de resina pós-operatório com tinta azul após a utilização da lima
ProTaper Next

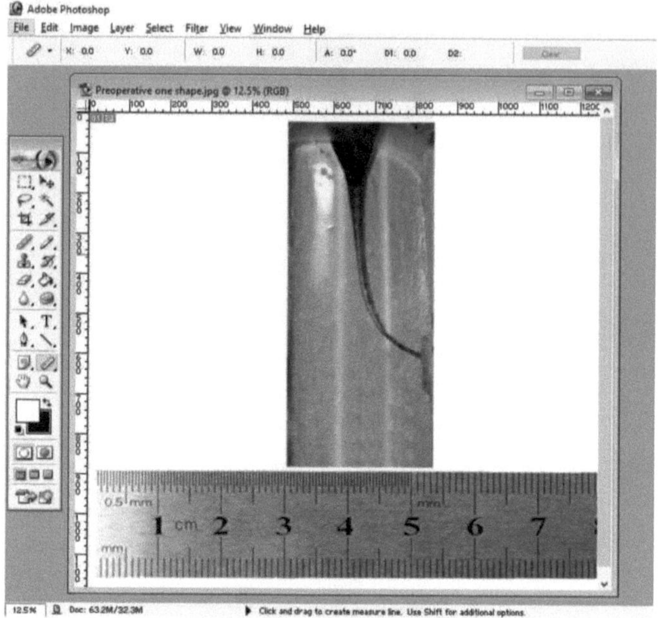

Figura 13:   Exibição da imagem pré-operatória no software photoshop

Software de processamento de imagens:

Fotografias padronizadas pré e pós-operatórias, com a escala de medição de referência, foram então transferidas para o adobe photoshop 7.0. Cada imagem foi então avaliada quanto ao ângulo de curvatura utilizando o método de Schneider[47] e doze leituras em milímetros, tanto na parede exterior como interior do bloco de resina.

Para medir o ângulo de curvatura, sobrepôs-se uma imagem de um transferidor à imagem e, em seguida, alterou-se a opacidade utilizando o software para obter medições exactas para os instrumentos pré e pós em cada bloco de resina (Figura 16).

Depois de calcular o ângulo de curvatura, foram efectuadas doze medições nas paredes interior e exterior, com um intervalo de um milímetro cada, nas imagens pré e pós-instrumentação do bloco de resina.

Estas leituras foram depois transferidas para uma pré-forma especialmente concebida para o efeito (Figura 17)

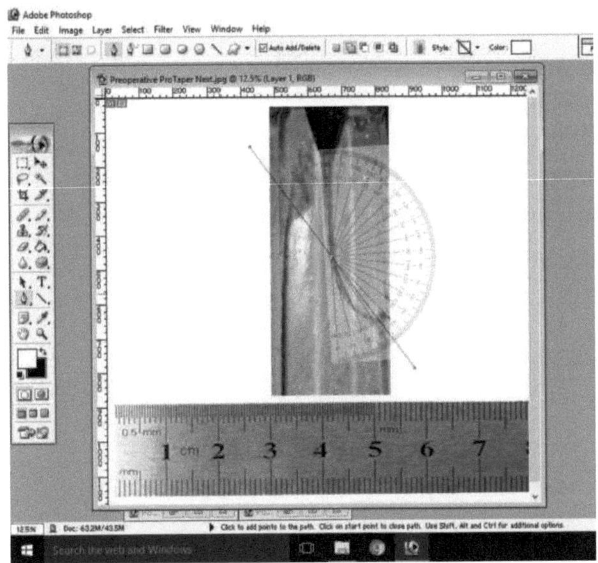

Figura 14. Medição do ângulo de curvatura numa imagem pré-operatória utilizando o software photoshop

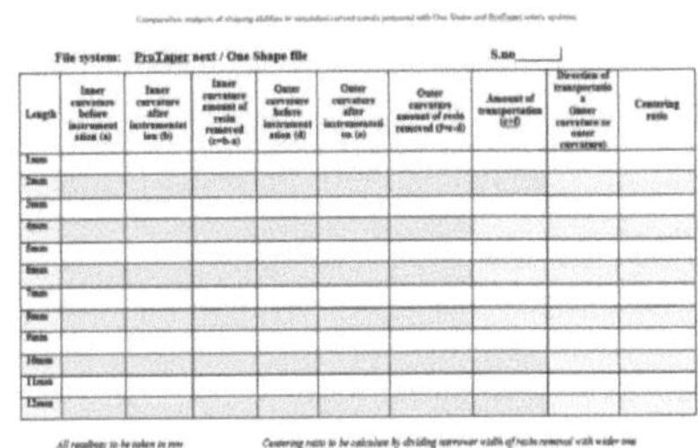

Figura 15: Apresentação do formulário de estudo

CAPÍTULO 5

Considerações éticas:

A única questão ética que esteve presente no estudo foi a utilidade do equipamento endodôntico rotativo e as instalações da instituição para a realização do estudo. O comité de revisão ética da Universidade Aga Khan isentou o presente estudo de quaisquer considerações éticas antes do início do estudo.

Número da revisão ética:

3681-Sur-ERC-15

Armamentário necessário para a realização do estudo

1. Bloco de resina para treino endodôntico
2. Tinta (verde, azul e vermelha)
3. Seringas de irrigação
4. Preparação RC (EDTA)
5. Ficheiros One Shape
6. ProTaper Ficheiros seguintes
7. Motor endodôntico X-smart
8. Câmara digital
9. Adobe photoshop 7.0

Análise de dados:

A versão 22.0 do SPSS foi utilizada para a análise dos dados. O teste t de amostras independentes foi utilizado para comparar o ângulo de curvatura, as alterações na largura do canal, a capacidade de centralização e o transporte após a utilização das limas rotativas One Shape e ProTaper Next. O teste t de amostras emparelhadas foi utilizado para comparar as alterações pré e pós-instrumentação no bloco de resina após a utilização das limas rotativas OneShape e ProTaper Next. A correlação intra-classe foi utilizada para determinar a fiabilidade inter-examinadores. O nível de significância foi mantido no valor de p < 0,01.

Resultados:

Os blocos de resina foram divididos em dois grupos, cada grupo com 30 blocos de resina. A Tabela I do presente estudo mostra as caraterísticas pré-instrumentais do ângulo de curvatura dos blocos de resina utilizados no estudo. Isso mostra que os blocos de resina em ambos os grupos não apresentaram nenhuma diferença estatisticamente significativa no início do estudo.

A Tabela II mostra o grau médio de endireitamento que ocorreu nos blocos de resina após a utilização das limas rotativas. Existe uma diferença estatisticamente significativa entre o grau médio de endireitamento causado pelas limas rotativas One Shape e ProTaper Next, com a ProTaper Next a causar mais endireitamento do que a lima One Shape.

A Tabela III mostra o ângulo de curvatura no bloco de resina antes e depois da utilização das limas rotativas One Shape e ProTaper Next. Foi registada uma diferença estatisticamente significativa entre o ângulo de curvatura antes e depois da instrumentação para as limas rotativas One Shape e ProTaper Next.

Resin block canal angle (degree)				
Instrument	**Mean**	**SD**	**Minimum**	**Maximum**
One Shape	32.30	2.13	30	37
ProTaper Next	31.00	3.28	27	37
_p_-value	0.07			

Tabela I: Caraterísticas do bloco de resina antes da preparação

- Teste t para amostras independentes

- *O valor de p <0,01 é significativo*

Tabela II: Grau médio de alisamento

Straightening (degree)				
Instrument	Mean	SD	Minimum	Maximum
One Shape	1.50	0.50	1	2
ProTaper Next	3.60	1.38	2	6
p-value	<0.001			

- Teste t para amostras independentes

- SD = Desvio padrão

- *O valor de p <0,01 é significativo*

Tabela III: Ângulo de curvatura (valores médios + desvios-padrão DP) para ambos os grupos

Mean (SD)				Paired sample t test
Rotary system	Pre instrumentation	Post instrumentation	Mean difference	p-value
OneShape	32.30(2.13)	33.80(2.12)	1.5	<0.001
ProTaper Next	31(3.28)	34.6(3.3)	3.6	<0.001

- Teste t de amostras emparelhadas

- SD= Desvio padrão

- *O valor de p <0,01 é significativo*

A Tabela IV mostra as alterações da largura do canal na parede interna do bloco de resina após a utilização das limas One Shape e ProTaper Next. Foi encontrada uma diferença estatisticamente significativa entre ambas as limas em cada intervalo de 1 mm na parede interna de 1 a 12 mm.

A Tabela V mostra as alterações da largura do canal na parede exterior do bloco de resina. Existe uma diferença estatisticamente significativa entre o One Shape e o ProTaper Next na remoção do material do canal da parede exterior em cada intervalo de 1 mm de 2 a 12 mm.

A Tabela VI mostra a remoção do material do canal após a utilização das limas One Shape e ProTaper Next. Foi observada uma diferença estatisticamente significativa entre ambas as limas na remoção do material do canal das partes apical, média e coronal.

Quadro IV: Alterações da largura do canal na parede interior

Distance from apex	OneShape Mean (S.D.) mm	ProTaper Next Mean (S.D.) mm	*p*-value
Inner wall at 1 mm	0.84 (0.38)	0.42 (0.36)	<0.001
Inner wall at 2 mm	0.88 (0.43)	0.51 (0.4)	0.001
Inner wall at 3 mm	0.87 (0.41)	0.36 (0.28)	<0.001
Inner wall at 4 mm	0.94 (0.34)	0.42 (0.29)	<0.001
Inner wall at 5 mm	0.89 (0.31)	0.54 (0.39)	<0.001
Inner wall at 6 mm	0.93 (0.33)	0.57 (0.37)	<0.001
Inner wall at 7 mm	0.94 (0.33)	0.61 (0.36)	0.001
Inner wall at 8 mm	0.92 (0.29)	0.59 (0.38)	<0.001
Inner wall at 9 mm	0.96 (0.31)	0.57 (0.39)	<0.001
Inner wall at 10 mm	0.93 (0.32)	0.61 (0.38)	0.001
Inner wall at 11 mm	0.98 (0.36)	0.61 (0.43)	0.001
Inner wall at 12 mm	0.97 (0.32)	0.68 (0.44)	0.006

- Teste t para amostras independentes
- *O valor de p* <0,01 é significativo

Tabela V: Alterações da largura do canal na parede exterior do canal

Distance from apex	OneShape Mean (S.D.) mm	ProTaper Next Mean (S.D.) mm	*p*-value
Outer wall at 1 mm	1.8 (1.5)	1.01 (0.66)	0.012
Outer wall at 2 mm	1.7 (1.2)	0.98 (0.67)	0.006
Outer wall at 3 mm	1.68 (1.11)	0.94 (0.60)	0.002
Outer wall at 4 mm	1.68 (0.93)	0.92 (0.59)	<0.001
Outer wall at 5 mm	1.69 (0.84)	0.99 (0.59)	0.001
Outer wall at 6 mm	1.5 (0.87)	0.96 (0.59)	0.005
Outer wall at 7 mm	1.64 (0.79)	1.03 (0.63)	0.002
Outer wall at 8 mm	1.66 (0.78)	1.05 (0.63)	0.002
Outer wall at 9 mm	1.65 (0.76)	1.10 (0.60)	0.003
Outer wall at 10 mm	1.63 (0.77)	1.03 (0.68)	0.002
Outer wall at 11 mm	1.62 (0.73)	0.99 (0.69)	0.001
Outer wall at 12 mm	1.59 (0.72)	0.92 (0.66)	<0.001

- Teste t para amostras independentes
- *O valor de p* <0,01 é significativo

File system	Apical part Mean ±S.D. mm	Middle part Mean ± S.D. mm	Coronal part Mean ± S.D. mm
OneShape file	2.25 ± 0.73	2.29 ± 0.65	2.38 ± 0.72
ProTaper Next	1.39 ± 0.76	1.56 ± 0.92	1.61 ± 1.03
p-value	<0.001	0.001	0.002

- Teste t para amostras independentes

- *O valor de p* <0,01 é significativo

A Tabela VII mostra a comparação das limas One Shape e ProTaper Next no transporte na parte apical, média e coronal do canal curvo simulado no bloco de resina. O resultado mostra que ambas as limas têm uma tendência de transporte para a curvatura exterior na parte apical, média e coronal do canal e a diferença não é estatisticamente significativa.

A Tabela VIII mostra o rácio de centragem para as limas rotativas One Shape e ProTaper Next na parte apical, média e coronal do canal simulado no bloco de resina. Não existe uma diferença estatisticamente significativa entre ambas as limas na parte média e coronal, tendo ambas as limas uma capacidade de centragem adequada. No entanto, na parte apical, ambas as limas diferem significativamente, tendo as limas ProTaper Next uma pior capacidade de centragem do que a lima One Shape.

O coeficiente de correlação intra-classe foi utilizado para avaliar a correlação inter-examinadores, que se revelou ser de 0,93 (excelente).

Tabela VII: Transporte na parte apical, média e coronal

File system	Apical part Mean $\pm$S.D. mm	Middle part Mean $\pm$S.D. mm	Coronal part Mean $\pm$S.D. mm
OneShape file	-0.83 $\pm$ 1.17	-0.70 $\pm$ 0.82	-0.66 $\pm$ 0.63
ProTaper Next	-0.53 $\pm$ 0.57	-0.43 $\pm$ 0.35	-0.39 $\pm$ 0.38
p-value	0.21	0.09	0.05

- Teste t para amostras independentes

- *O valor de p* <0,01 é significativo

Tabela VIII: Rácio de centragem na parte apical, média e coronal

File system	Apical part Mean $\pm$S.D.	Middle part Mean $\pm$S.D.	Coronal part Mean $\pm$S.D.
OneShape file	0.55 $\pm$ 0.26	0.60 $\pm$0.2	0.58 $\pm$ 0.24
ProTaper Next	0.33 $\pm$ 0.28	0.54 $\pm$ 0.15	0.53 $\pm$ 0.20
p-value	0.002	0.19	0.45

- Teste t para amostras independentes

- *O valor de p* <0,01 é significativo

CAPÍTULO 6

Discussão:

A hipótese alternativa foi aceite no presente estudo, uma vez que a One Shape causou menos endireitamento do que as limas rotativas ProTaper Next após a sua utilização em bloco de resina, pelo que a lima One Shape foi considerada mais eficaz na manutenção da anatomia original do canal.

Os métodos utilizados para a avaliação das capacidades de moldagem incluíram a avaliação do ângulo de curvatura, alterações da largura do canal, capacidades de transporte e centragem para as limas One Shape e ProTaper Next.

O método de Schneider para medir a curvatura do canal foi utilizado no presente estudo para comparar o alisamento causado pelo One Shape e pelo ProTaper Next. Entre os outros métodos utilizados para a medição da curvatura do canal, o método de Schneider é o mais utilizado devido à sua simplicidade, precisão, fiabilidade e menor probabilidade de erro.[49] O método de Schneider não só forneceu um método simples para avaliar a curvatura do canal radicular, como também classificou a curvatura. Classificou os canais como rectos (5 graus ou menos), moderadamente curvos (10-20 graus) e severamente curvos (25-70 graus).[49, 50]

O presente estudo utilizou blocos de resina que simularam canais com curvatura maior que 25 graus, portanto, podem ser caracterizados como canais com curvatura severa.[50] Os resultados assim gerados podem ser utilizados para especular o comportamento das limas em canais com curvatura severa. O ângulo de curvatura nos blocos de resina pré-operatórios foi semelhante em ambos os grupos, pelo que o viés de seleção foi eliminado devido à homogeneidade da população da amostra (Tabela I).

Curvatura do canal:

No presente estudo, a lima ProTaper Next causou um maior endireitamento estatisticamente significativo do canal curvo. O endireitamento médio causado pela ProTaper Next foi de 3,6 graus, em oposição a 1,5 graus para a lima One Shape. Caper et al.[51] efectuaram um estudo para comparar vários sistemas rotativos de NiTi, incluindo as limas rotativas One Shape e ProTaper Next. Forneceram resultados contrastantes e mostraram que a lima One Shape provocou um alisamento de 4,9 graus em comparação com 3,76 graus de alisamento provocado pela ProTaper Next, no entanto, esta diferença não foi estatisticamente significativa. Além disso, tinham adotado uma curvatura inicial de 28 graus para ambas as limas em molares mandibulares extraídos. Utilizaram imagens de CBCT para a recolha de dados e mediram o ângulo de curvatura utilizando o método concebido por Estrela et al.[52] Este estudo concluiu ainda que outras limas rotativas, incluindo a Wave One, a Twisted Adaptive e a ProTaper Universal, demonstraram uma tendência semelhante de alisamento superior a 3 graus.

Celikten et al.[53] efectuaram um estudo utilizando a CBCT para a avaliação das capacidades de moldagem das limas rotativas One Shape e ProTaper Next. Foram utilizadas raízes com curvatura do canal de graus semelhantes para as limas rotativas ProTaper Next e One Shape (24 graus). O alisamento resultante causado por estas limas foi de 1,8 e 1,9 para a ProTaper Next e a One Shape, respetivamente, o que também foi estatisticamente semelhante (p-value 0,648).

D'Amario et al.[54] efectuaram um estudo no qual avaliaram os efeitos de vários sistemas de lima única, incluindo a lima rotativa One Shape, no canal severamente curvo (mais de 40 graus). Após a utilização de limas simples, a alteração média da curvatura foi de 2,7 graus para a lima One Shape. A tendência semelhante foi seguida por outros sistemas de limas e também não foi estatisticamente diferente. Além disso, declararam que estes sistemas de limas são eficientes e seguros de utilizar porque, apesar de os canais pré-operatórios serem severamente curvos, apenas se notaram alguns graus de retificação.

Yuan e Yang[55] avaliaram o ProTaper Next em comparação com a lima Wave One. Verificaram que a lima rotativa ProTaper Next causou 10,86% de endireitamento do canal em comparação com 13,11% de endireitamento do canal. Embora seja evidente que a ProTaper Next causou menos endireitamento do canal, a diferença não foi estatisticamente significativa.

Ferrara et al.[56] compararam a ProTaper Next com a ProTaper Universal para a avaliação do comportamento destas limas em canais radiculares severamente curvos. Embora a curvatura inicial do canal para ambos os grupos fosse de cerca de 21 graus, no entanto, o endireitamento que estas limas causaram na vista clínica foi de 4,5 graus para ambas as limas, o que significa que ambas as limas causaram mais endireitamento mesmo em curvaturas que eram moderadas no pré-operatório.

Em resumo, é evidente que o ProTaper Next causou um maior alisamento do canal, independentemente da curvatura inicial do canal, em comparação com as limas One Shape, que apresentaram uma tendência variável entre os diferentes estudos, mostrando um menor alisamento no canal com curvatura superior a 40 graus. Esta tendência também foi seguida no presente estudo, que mostrou claramente que a One Shape, apesar de ser constituída por NiTi convencional, ultrapassou claramente a tecnologia M-Wire ProTaper Next.

Relação de transporte e centralização:

O transporte refere-se à capacidade da lima para se desviar da anatomia original do canal e o rácio de centragem denota a tendência da lima para permanecer no centro do canal.[14]

É evidente no presente estudo que tanto as limas rotativas One Shape como ProTaper Next mostraram transporte para longe da curvatura e em direção à parede exterior do bloco de resina, indicando as capacidades das limas estudadas para a remoção de mais material da parede exterior do bloco de resina. Também se pode ver que existe uma diferença estatisticamente significativa entre o transporte na parte coronal pelas limas One Shape e ProTaper Next, embora ambas as limas tenham causado transporte em direção à parede exterior.

O rácio de centragem para as limas rotativas One Shape e ProTaper Next indica que ambas as limas apresentaram um rácio de centragem diferente estatisticamente significativo na parte apical da resina, com a lima One Shape a apresentar uma melhor tendência para permanecer no centro do canal, ao contrário da lima ProTaper Next. No entanto, na parte média e coronal do canal, ambas as limas mostraram uma tendência semelhante de rácio de centragem.

Saberi et al.[13] avaliaram o rácio de centragem e o transporte de diferentes instrumentos de NiTi, incluindo o ProTaper Next. Utilizaram microtomografia de canais radiculares mesiais de molares inferiores para a avaliação após a utilização de limas de NiTi. Apresentaram resultados contrastantes com os do presente estudo e mostraram que o ProTaper Next tinha a tendência de permanecer no centro do canal durante a preparação do canal e também causava um transporte mínimo. Assim, concluíram que a ProTaper Next respeitou melhor a morfologia do canal do que as outras limas. Aguiar et al.[57] comparando a ProTaper

Universal e a ProTaper Next também mostraram uma tendência semelhante de capacidade de centralização e concluíram que essas limas tinham a capacidade de produzir preparos centralizados em canais curvos com desvio mínimo da anatomia original do canal. Elnagby et al.[58] concluíram ainda que a utilização da ProGlider para a trajetória de deslizamento antes da utilização da ProTaper Next provocou preparações mais centradas.

Caper et al.[51] compararam a relação de centragem e o transporte causado por várias limas NiTi, incluindo as limas One Shape e ProTaper Next. Mostraram que ambas as limas apresentavam valores semelhantes para a relação de centragem e a quantidade de transporte. No entanto, observaram ainda que a lima One Shape removeu menos dentina em comparação com as limas ProTaper Next, especialmente na região apical, e atribuíram esta capacidade à secção transversal assimétrica compensada da ProTaper Next.

CAPÍTULO 7

Pontos fortes:

- Randomização da amostra

- Foram utilizados blocos de resina com curvatura acentuada

- Foram selecionadas diferentes empresas de instrumentos rotativos para ambos os grupos

Limitações:

Foram utilizados blocos de resina com propriedades diferentes da dentina dos dentes

Foi utilizada uma modalidade de imagiologia bidimensional

Recomendações:

- Devem ser utilizados dentes extraídos

- A análise tridimensional deve ser efectuada antes de iniciar a sua utilização

Conclusões:

- Registou-se uma diferença significativa no ângulo de curvatura do canal antes e depois da instrumentação, tanto na lima seguinte One Shape como na ProTaper
- A lima ProTaper next demonstrou uma alteração significativamente maior do ângulo de curvatura no bloco de resina em comparação com a lima One Shape
- A quantidade de material removido do espaço do canal foi significativamente elevada com a lima One Shape em comparação com a ProTaper Next na parte apical, média e coronal
- Não se registou qualquer diferença na capacidade de centragem das duas limas na parte coronal e média do canal. No entanto, na parte apical, a lima One Shape demonstrou uma capacidade de centragem significativamente superior

Divulgação:

O investigador principal nega qualquer interesse financeiro, acordo ou afiliação que possa constituir um conflito de interesses.

Referências:

1.   Hulsmann M, Peters OA, Dummer PM. Preparação mecânica dos canais radiculares: objectivos, técnicas e meios de modelação. Endod topics. 2005;10(1):30-76.

2.   Karatas E, Gunduz HA, Kirici DO, Arslan H, Topcu MC, Yeter KY. Dentinal crack formation during root canal preparations by the twisted file adaptive, ProTaper Next, ProTaper Universal, and WaveOne instruments. J Endod. 2015;41(2):261-4.

3.   Schilder H. Limpeza e modelação do canal radicular. Dent Clin North Am. 1974;18(2):269-96.

4.   Peters OA. Desafios e conceitos actuais na preparação dos sistemas de canais radiculares: uma revisão. J Endod. 2004;30(8):559-67.

5.   Lacerda M, Marceliano-Alves MF, Perez AR, Provenzano JC, Neves MAS, Pires FR, et al. Limpeza e modelagem de canais ovais com 3 sistemas de instrumentação: Um Estudo Correlativo de Tomografia Microcomputadorizada e Histologia. J Endod. 2017;43(11):1878-84.

6.   Estrela C, Bueno MR, Couto GS, Rabelo LE, Alencar AH, Silva RG, et al. Estudo da anatomia do canal radicular em dentes permanentes humanos em uma subpopulação da região central do Brasil usando tomografia computadorizada de feixe cônico - Parte 1. Braz Dent J. 2015;26(5):530-6.

7.   Vertucci FJ. Anatomia do canal radicular dos dentes permanentes humanos. Oral Surg Oral Med Oral Pathol. 1984;58(5):589-99.

8.   Shuping GB, Orstavik D, Sigurdsson A, Trope M. Redução de bactérias intracanal usando instrumentação rotativa de níquel-titânio e vários medicamentos. J Endod. 2000;26(12):751-5.

9.   Bystrom A, Sundqvist G. Bacteriologic evaluation of the efficacy of mechanical root canal instrumentation in endodontic therapy (Avaliação bacteriológica da eficácia da instrumentação mecânica do canal radicular na terapia endodôntica). Scand J Dent Res. 1981;89(4):321-8.

10.   Peters OA, Schonenberger K, Laib A. Efeitos de quatro técnicas de preparação de Ni-Ti na geometria do canal radicular avaliada por tomografia microcomputadorizada. Int Endod J. 2001;34(3):221-30.

11.   Peters OA, Laib A, Ruegsegger P, Barbakow F. Análise tridimensional da geometria do canal radicular por tomografia computorizada de alta resolução. J Dent Res.

2000;79(6):1405-9.

12. Bergmans L, Van Cleynenbreugel J, Wevers M, Lambrechts P. Uma metodologia para a avaliação quantitativa da instrumentação do canal radicular utilizando a tomografia microcomputada. Int Endod J. 2001;34(5):390-8.

13. Saberi N, Patel S, Mannocci F. Comparação da capacidade de centralização e transporte entre quatro técnicas de instrumentação de níquel-titânio por tomografia microcomputada. Int Endod J. 2017;50(6):595-603.

14. Gambill JM, Alder M, del Rio CE. Comparação de instrumentos de níquel-titânio e de aço inoxidável para limas manuais utilizando tomografia computorizada. J Endod. 1996;22(7):369-75.

15. Lin LM, Rosenberg PA, Lin J. Do procedural errors cause endodontic treatment failure? J Am Dent Assoc. 2005;136(2):187-93.

16. Mortman RE. Avanços tecnológicos em endodontia. Dent Clin North Am. 2011;55(3):461-80.

17. Haapasalo M, Shen Y. Evolution of nickel-titanium instruments: from past to future. Endod topics. 2013;29(1):3-17.

18. Shen Y, Zhou HM, Zheng YF, Peng B, Haapasalo M. Current challenges and concepts of the thermomechanical treatment of nickel-titanium instruments. J Endod. 2013;39(2):163-72.

19. Ha JH, Kim SK, Cohenca N, Kim HC. Effect of R-phase heat treatment on torsional resistance and cyclic fatigue fracture (Efeito do tratamento térmico da fase R na resistência à torção e à fratura por fadiga cíclica). J Endod. 2013;39(3):389-93.

20. Ye J, Gao Y. Metallurgical characterization of M-Wire nickel-titanium shape memory alloy used for endodontic rotary instruments during low-cycle fatigue. J Endod. 2012;38(1):105-7.

21. Santos Lde A, Bahia MG, de Las Casas EB, Buono VT. Comparação do comportamento mecânico entre limas de memória controlada e superelásticas de níqueltitânio através da análise de elementos finitos. J Endod. 2013;39(11):1444-7.

22. Lopes HP, Gambarra-Soares T, Elias CN, Siqueira JF, Jr., Inojosa IF, Lopes WS, et al. Comparação das propriedades mecânicas de instrumentos rotatórios confeccionados com fio de níquel-titânio convencional, fio M ou liga de níquel-titânio na fase R. J Endod. 2013;39(4):516-20.

23.   Shen Y, Qian W, Abtin H, Gao Y, Haapasalo M. Fatigue testing of controlled memory wire nickel-titanium rotary instruments. J Endod. 2011;37(7):997-1001.

24.   Pedulla E, Lo Savio F, Boninelli S, Plotino G, Grande NM, La Rosa G, et al. Torsional and Cyclic Fatigue Resistance of a New Nickel-Titanium Instrument Manufactured by Electrical Discharge Machining. J Endod. 2016;42(1):156-9.

25.   Schafer E. Instrumentos de canal radicular para uso manual: uma revisão. Endod Dent Traumatol. 1997;13(2):51-64.

26.   Grossman LI. Endodontics 1776-1976: a bicentennial history against the background of general dentistry. J Am Dent Assoc. 1976;93(1):78-87.

27.   Bellizzi R, Cruse WP. Uma revisão histórica da endodontia, 1689-1963, parte 3. J Endod. 1980;6(5):576-80.

28.   Younis O. The effects of sterilization techniques on the properties of intracanal instruments. Oral Surg Oral Med Oral Pathol. 1977;43(1):130-4.

29.   Powell SE, Wong PD, Simon JH. Uma comparação do efeito de pontas de instrumentos modificadas e não modificadas na configuração do canal apical. Parte II. J Endod. 1988;14(5):224-8.

30.   Walia HM, Brantley WA, Gerstein H. An initial investigation of the bending and torsional properties of Nitinol root canal files. J Endod. 1988;14(7):346-51.

31.   Buehler WJ, Gilfrich J, Wiley R. Effect of low- temperature phase changes on the mechanical properties of alloys near composition TiNi. Journal of applied physics. 1963;34(5):1475-7.

32.   Civjan S, Huget EF, DeSimon LB. Potential applications of certain nickeltitanium (nitinol) alloys. J Dent Res. 1975;54(1):89-96.

33.   Thompson SA. Uma visão geral das ligas de níquel-titânio utilizadas em medicina dentária. Int Endod J. 2000;33(4):297-310.

34.   Bryant ST, Dummer PM, Pitoni C, Bourba M, Moghal S. Capacidade de moldagem dos instrumentos rotativos de níquel-titânio ProFile de conicidade .04 e .06 em canais radiculares simulados. Int Endod J. 1999;32(3):155-64.

35.   Clauder T, Baumann MA. Sistema ProTaper NT. Dent Clin North Am. 2004;48(1):87-111.

36.   Schafer E, Vlassis M. Comparative investigation of two rotary nickeltitanium instruments: ProTaper versus RaCe. Parte 2. Eficácia de limpeza e capacidade de

moldagem em canais radiculares severamente curvos de dentes extraídos. Int Endod J. 2004;37(4):239-48.

37.	Rapisarda E, Bonaccorso A, Tripi TR, Fragalk I, Condorelli GG. O efeito dos tratamentos de superfície das limas de níquel-titânio no desgaste e na eficiência de corte. Oral Surg Oral Med Oral Pathol Oral Radiol Endod. 2000;89(3):363-8.

38.	Cheung GS, Shen Y, Darvell BW. Does electropolishing improve the low- cycle fatigue behavior of a nickel-titanium rotary instrument in hypochlorite? J Endod. 2007;33(10):1217-21.

39.	Metzger Z, Teperovich E, Zary R, Cohen R, Hof R. A lima auto-ajustável (SAF). Parte 1: respeitando a anatomia do canal radicular - um novo conceito de limas endodônticas e sua implementação. J Endod. 2010;36(4):679-90.

40.	Metzger Z, Teperovich E, Cohen R, Zary R, Paque F, Hulsmann M. A lima auto-ajustável (SAF). Parte 3: remoção de detritos e smear layer - Um estudo ao microscópio eletrónico de varrimento. J Endod. 2010;36(4):697-702.

41.	Hashem AA, Ghoneim AG, Lutfy RA, Foda MY, Omar GA. Geometric analysis of root canals prepared by four rotary NiTi shaping systems. J Endod. 2012;38(7):996-1000.

42.	Basrani B, Roth K, Sas G, Kishen A, Peters OA. Perfis de torção de instrumentos rotativos revo-s novos e usados: um estudo in vitro. J Endod. 2011;37(7):989- 92.

43.	Gernhardt CR. One Shape - um sistema de lima única de NiTi para instrumentação de canais radiculares utilizado em rotação contínua. Endod Pract Today. 2013;7(3):211- 16.

44.	Burklein S, Hiller C, Huda M, Schafer E. Capacidade de moldagem e eficácia de limpeza dos instrumentos Mtwo versus EasyShape revestidos e não revestidos em canais radiculares severamente curvos de dentes extraídos. Int Endod J. 2011;44(5):447-57.

45.	Sonntag D, Peters OA. Effect of prion decontamination protocols on nickel-titanium rotary surfaces (Efeito dos protocolos de descontaminação de priões nas superfícies rotativas de níquel-titânio). J Endod. 2007;33(4):442-6.

46.	Iandolo A, Iandolo G, Malvano M, Pantaleo G, Simeone M. Modern technologies in Endodontics. G Ital Endod. 2016;30(1):2-9.

47.	Gu Y, Lu Q, Wang P, Ni L. Morfologia do canal radicular de primeiros molares inferiores permanentes com três raízes: Parte II - medição das curvaturas do canal radicular. J Endod. 2010;36(8):1341-6.

48.	Yun HH, Kim SK. Uma comparação das capacidades de moldagem de 4 instrumentos rotativos de níquel-titânio em canais radiculares simulados. Oral Surg Oral Med Oral Pathol Oral Radiol Endod. 2003;95(2):228-33.

49.   Zhu Y-q, Gu Y-x, Du R, Li C. Fiabilidade de dois métodos de medição da curvatura do canal radicular. Int Chin J Dent. 2003;3:118-21.

50.   Schneider SW. Uma comparação de preparações de canais em canais radiculares rectos e curvos. Oral Surg Oral Med Oral Pathol. 1971;32(2):271-5.

51.   Capar ID, Ertas H, Ok E, Arslan H, Ertas ET. Comparative study of different novel nickel-titanium rotary systems for root canal preparation in severely curved root canals. J Endod. 2014;40(6):852-6.

52.   Estrela C, Bueno MR, Sousa-Neto MD, Pecora JD. Método para determinação do raio de curvatura radicular utilizando imagens de tomografia computadorizada de feixe cônico. Braz Dent J. 2008;19(2):114-8.

53.   Celikten B, Uzuntas CF, Kursun S, Orhan AI, Tufenkci P, Orhan K, et al. Avaliação comparativa da capacidade de moldagem de dois sistemas rotativos de níquel-titânio utilizando a tomografia computorizada de feixe cónico. BMC Oral Health. 2015;15:32.

54.   D'Amario M, De Angelis F, Mancino M, Frascaria M, Capogreco M, D'Arcangelo C. Modelação do canal de diferentes sistemas de lima única em canais radiculares curvos. J Dent Sci. 2017;12(4):328-32.

55.   Yuan G, Yang G. Avaliação comparativa da capacidade de moldagem do sistema de lima única versus sistema de lima múltipla em canais radiculares severamente curvos. J Dent Sci. 2018;13:37-42.

56.   Ferrara G, Taschieri S, Corbella S, Ceci C, Del Fabbro M, Machtou P. Comparative evaluation of the shaping ability of two different nickel-titanium rotary files in curved root canals of extracted human molar teeth. J Investig Clin Dent. 2017;8(1):1-9.

57.   Aguiar CM, Sobrinho PB, Teles F, Camara AC, de Figueiredo JA. Comparação da capacidade de centralização dos sistemas rotatórios ProTaper e ProTaper Universal para o preparo de canais radiculares curvos. Aust Endod J. 2013;39(1):25- 30.

58.   Elnaghy AM, Al-Dharrab AA, Abbas HM, Elsaka SE. Avaliação do transporte do canal radicular, rácio de centragem e espessura de dentina remanescente dos sistemas TRUShape e ProTaper Next em canais radiculares curvos utilizando a tomografia microcomputada. Quintessence Int. 2017;48(1):27-32.

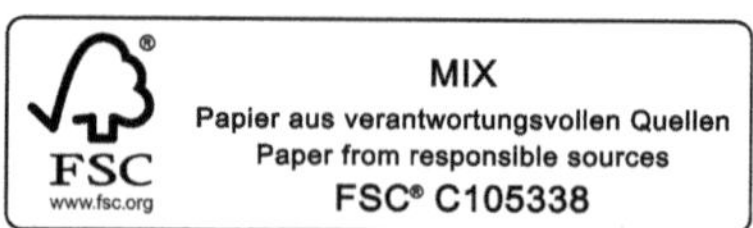

Printed by Books on Demand GmbH, Norderstedt / Germany